AF402371

SCHINZNACH-LES-BAINS

Près BALE — Argovie — SUISSE

PAR

Le Docteur E MONIN

SECRÉTAIRE GÉNÉRAL DE LA SOCIÉTÉ FRANÇAISE D'HYGIÈNE
CHEVALIER DE LA LÉGION-D'HONNEUR, OFFICIER DE L'INSTRUCTION PUBLIQUE, ETC., ETC.

« Au milieu des ruines de tous les systèmes curatifs,
» les eaux minérales sont la seule médication qui, depuis
» des milliers d'années, ait conservé son crédit intact
» parmi tous les peuples. »

Dr G. AMSLER, *Les Bains de Schinznach* (6ᵉ édit.).

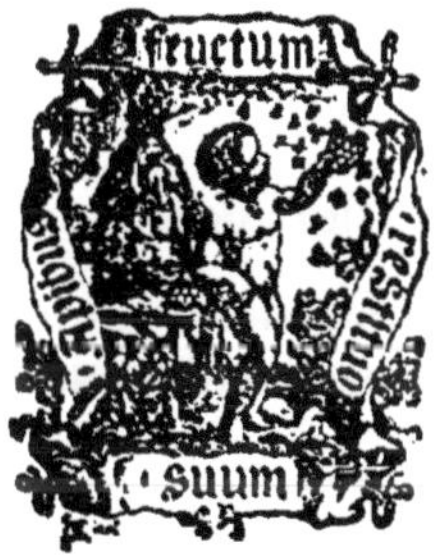

PARIS

SOCIÉTÉ D'ÉDITIONS SCIENTIFIQUES

4, RUE ANTOINE-DUBOIS 4

—

1895

Tous droits réservés

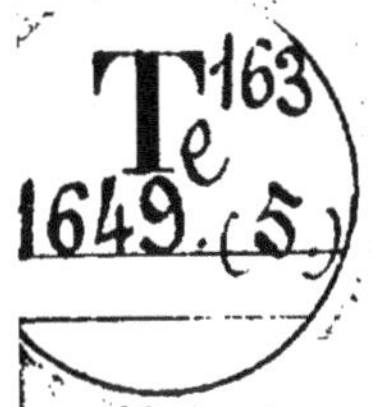

SCHINZNACH-LES-BAINS

Près BALE — Argovie — SUISSE

PAR

Le Docteur E. MONIN

SECRÉTAIRE GÉNÉRAL DE LA SOCIÉTÉ FRANÇAISE D'HYGIÈNE
CHEVALIER DE LA LÉGION-D'HONNEUR, OFFICIER DE L'INSTRUCTION PUBLIQUE, ETC., ETC.

« Au milieu des ruines de tous les systèmes curatifs,
» les eaux minérales sont la seule médication qui, depuis
» des milliers d'années, ait conservé son crédit intact
parmi tous les peuples. »

Dʳ G. AMSLER, *Les Bains de Schinznach,* (6ᵉ édit.).

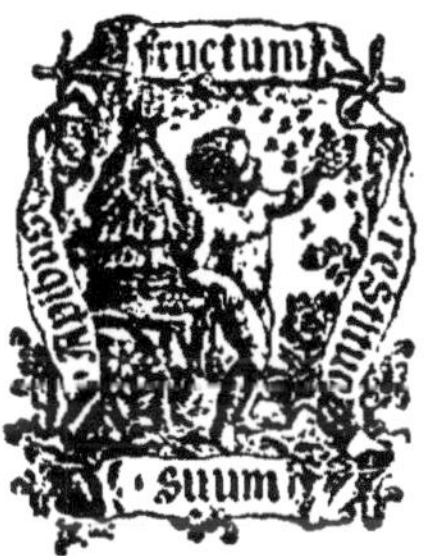

PARIS

SOCIÉTÉ D'ÉDITIONS SCIENTIFIQUES

4, RUE ANTOINE-DUBOIS 4

—

1895

Tous droits réservés

TABLE DES MATIÈRES

SCHINZNACH-LES-BAINS

Près BALE — Argovie — SUISSE

PAR

Par le Docteur E. MONIN

CHAPITRE Ier

SITUATION — CLIMAT — SOURCE THERMALE

A 2 heures de Bâle et 1 heure de Zurich, sur la ligne de chemin de fer qui unit ces deux cités, à 343 mètres au-dessus du niveau de la mer, au pied du mont Wulpel, s'élèvent, sur la rive droite de l'Aar, les bains célèbres de Schinznach. Nous sommes dans un pays admirablement vert, à la fois riant et pittoresque, l'Argovie, l'un des cantons suisses les plus riches en souvenirs historiques. Non loin de Schinznach, se dressent les gothiques créneaux du vieux château de Habsbourg, d'où l'on voit, à l'horizon, se déployer l'anfractueuse guirlande des Hautes-Alpes.

Grâce à la pente du sol et à son admirable culture, l'humidité de l'air y est toujours faible. La station, délicieusement boisée, se trouve naturellement abritée contre les trop grandes ardeurs du soleil estival. On n'y constate ni brouillards, ni pluies continues, ni variations brusques de température, ni poussières, surtout : conditions précieuses, pour les malades venus à Schinznach dans le but de soigner leurs voies respiratoires. Et pourtant, le cours rapide de ce superbe fleuve, l'Aar, engendre une vive et énergique ventilation, éminemment purificatrice de l'air...

Le climat de Schinznach est tonique, ozonisé, vivifiant par excellence. Exempt de l'excessif pouvoir de stimulation, dévolu aux altitudes, il est salubre et bienfaisant, par les effluves balsamiques du pin et du hêtre, qu'y déversent, sans trêve, les bois avoisinants. Nous avons en somme, à Schinznach, tous les avantages des stations de montagne, sans aucun de leurs inconvénients. On peut même remarquer que la station se prêterait fort bien à la *cure de terrains*, pratiquée suivant la méthode d'OErtel, en suivant les promenades en pentes douces des montagnes, fertiles en excursions variées autant que romantiques. Disons aussi, en passant, que l'on peut faire, à Schinznach, dans les meilleures conditions, la cure de lait et celle de petit-lait.

17° centigrades : telle est la température moyenne de la saison thermale (du 15 mai au 30 septembre). — Quant à l'époque la plus favorable pour la cure, bien que les mois d'août et de septembre soient généralement beaux en Argovie, je préfère le printemps ou le début de l'été : d'ailleurs, lorsqu'on court après la santé, saurait-on partir trop tôt ?

Schinznach doit sa renommée (qui n'a fait que s'accroître depuis deux siècles et demi), à son incomparable source sulfureuse, jaillissant sur la rive droite de l'Aar, à 60 mètres du fleuve. Cette source fournit, à la minute, l'énorme débit de 1400 litres d'une eau claire, à 33° centigrades, *température voisine de celle du corps humain*. Sa couleur paraît légèrement verdâtre ; son odeur, caractéristique, rappelle celle des œufs fraîchement couvés ; sa saveur est hépatique et légèrement amère. Grâce à sa richesse en gaz sulfhydrique et carbonique (37 et 90 *centimètres cubes* par litre), elle est d'une digestibilité remarquable. Exposée à l'air, elle se recouvre d'une sorte de pellicule irisée blanchâtre, formée de soufre précipité et de sels calciques. La source jaillit, d'ailleurs, d'un rocher *calcaire*, au fond d'un puits de captage absolument étanche et parfaitement à l'abri de toute

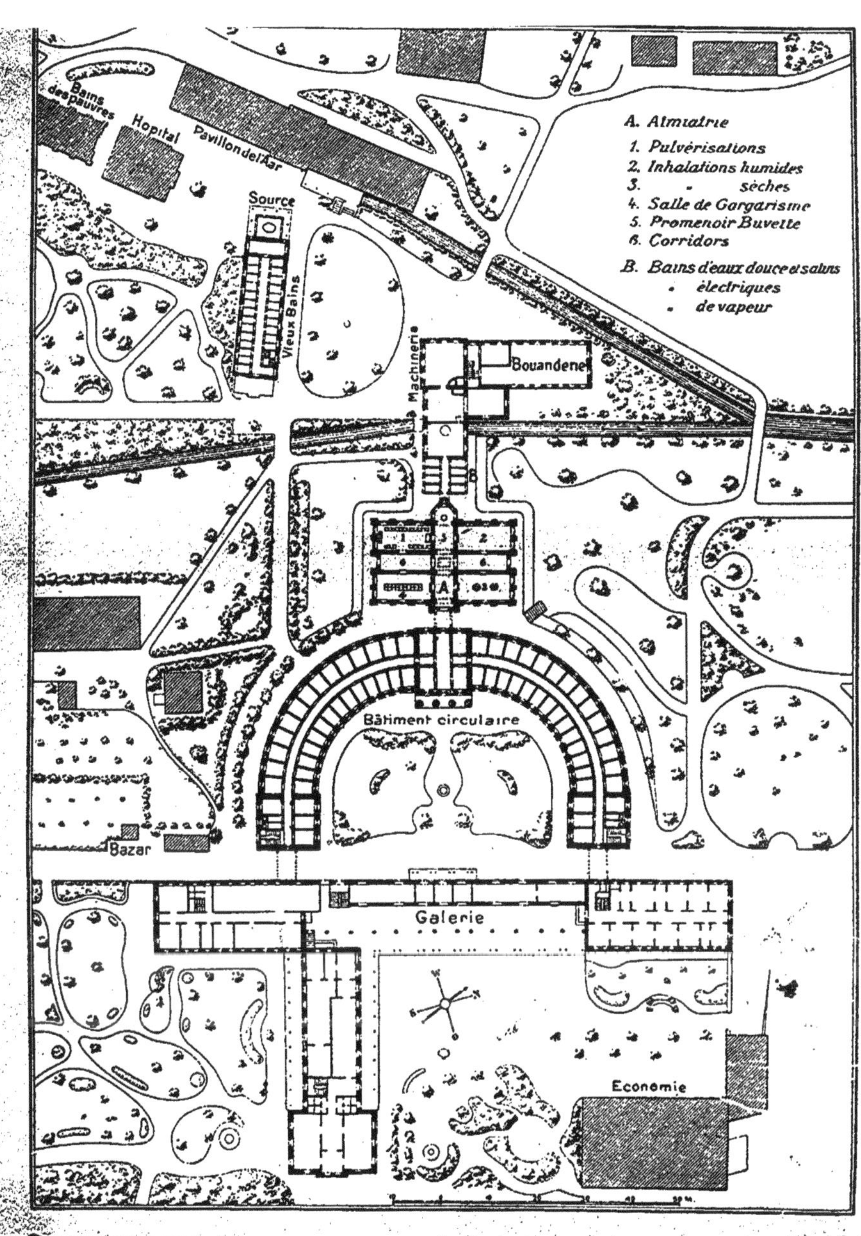
A. Atmiatrie
1. Pulvérisations
2. Inhalations humides
3.   -   sèches
4. Salle de Gargarisme
5. Promenoir Buvette
6. Corridors
B. Bains d'eaux douce et salins
   . électriques
   . de vapeur
Bains des pauvres
Hôpital
Pavillon de l'Aar
Source
Vieux Bains
Machinerie
Bouanderie
Bâtiment circulaire
Bazar
Galerie
Economie

infiltration pluviale ou fluviale. Pour aller servir aux usages externe et interne de l'établissement, elle ne parcourt, depuis son origine, qu'un faible trajet et jamais à l'air libre...

Voici l'analyse faite, il y a quelques années déjà, par un éminent chimiste, M. Grandeau :

Un litre d'eau contient :

Matières gazeuses.

	cc.
Acide sulfhydrique	37,8
Acide carbonique	90,8
Azote	00,0

Matières solides.

	gr.
Carbonate de chaux	0,250
Carbonate de magnésie	0,120
Sesquioxyde de fer	0,005
Silice	0,011
Sulfate de chaux	1,091
Alumine	0,010
Chlorure de sodium	0,585
Chlorure de potassium	0,086
Sulfure de calcium	0,003
	2,166

Soit : $S = 0,0525$ gr. $HS = 0,0558$

Observons que, de toutes les eaux sulfureuses connues, celles de Schinznach sont les plus riches en sulfure et surtout les plus abondantes en hydrogène sulfuré *libre*. De plus, ce sont les sulfureuses calciques les plus chargées en chlorure de sodium. Enfin, disons que les professeurs Oberlin et Schlagdenhauffen, de Nancy, ont fait par des analyses récentes au griffon, la découverte de notables proportions d'arsenic dans l'eau de Schinznach.

Ces remarques et constatations permettront à mes lecteurs

d'apprécier plus nettement l'action clinique de la station et d'expliquer même plus d'un point, jadis obscur, dans l'histoire d'effets curatifs, séculairement constatés par les observateurs les plus consciencieux (¹).

CHAPITRE II

LES RESSOURCES HYDRIATIQUES

L'établissement thermal de Schinznach se divise en 3 parties bien distinctes : les nouveaux bains ; les vieux bains ; les bains des pauvres *(ces derniers complètement séparés des autres bâtiments)*.

Les nouveaux bains comprennent 62 cabines, 85 petites piscines, 2 salles de douches (grandes douches, douches circulaires, ascendantes, etc ..) ; 1 grand bâtiment, spécialement réservé à l'hydrothérapie, avec 6 salles de bains, 2 de massages et de toilette, une grande douche ; une salle pour bains de vapeurs ; une pour bains électriques. En outre, il existe, aux nouveaux bains, une installation célèbre pour l'*Atmiatrie*, qui a rendu la station de Schinznach unique au monde, au point de vue de la perfection des pratiques d'inhalations. L'atmiatrie comprend : une grande salle d'inhalations humides ; une grande salle de pulvérisations, comprenant 28 places séparées ; une grande salle de gargarismes. Toute cette installation est en marbre blanc. Les nouveaux bains comprennent encore : un grand promenoir, dit *burette*, et un bâtiment circulaire pour les douches pharyngo-nasales.

(1) La bibliographie de Schinznach est fort étendue. Le premier traité *ex professo* fut publié à Zurich, en 1663, par Ziegler (*Beschreibung des Kostlichen Warmen gesundbades bei Schinznach*). C'est un livre fort bien fait et remarquable pour l'époque. Les dernières études sur la station sont dues à Aimé Robert, Hemmann, Amsler père et fils, Grandeau, Zurcowski et de Tymowski. On y observe le sens clinique le meilleur et la probité médicale la plus exemplaire : ce qui n'est pas toujours la règle dans les publications d'hydrologie.

Les vieux bains renferment : 20 cabines de bains avec 40 baignoires en bois, une buvette, etc...

Aux bains des pauvres, 16 cabines de bains, avec 32 baignoires ; une grande douche ; une buvette.

Il est bon d'ajouter que, dans les 62 salles de bains des nouveaux thermes, sont compris 14 piscines, dites « bains de famille ».

Toutes les constructions (établissement et hôtel) s'élèvent, avec élégance, au milieu d'un admirable parc, qui fait suite à une grande et belle forêt de hêtres. On admire, dès l'abord, la remarquable tenue de l'établissement. Le service toujours bien ordonné, la table largement servie, l'exquise propreté et le réel confort, qui règnent partout, ont su, depuis longtemps, capter les suffrages des baigneurs, et particulièrement de la clientèle française, qui forme la majeure partie des habitués de Schinznach. Quant aux chambres d'hôtel, elles sont gaies, bien aérées, meublées conformément aux préceptes de l'hygiène, c'est-à-dire sans encombrement de tentures, et disposées de manière à recevoir, par de larges fenêtres, la visite de ce grand médecin, le soleil. Tous les pavillons communiquant entre eux par de larges galeries couvertes, le baigneur peut vaquer à son traitement et à ses occupations, sans avoir besoin de s'exposer à l'air libre. Bref, partout un bien-être parfait. Tout est d'une richesse sévère ; ce qu'on a recherché et obtenu, c'est le salubre et le confortable. On sent partout, à Schinznach, les qualités solides du caractère suisse, plus amoureux du fond que de la façade, et connaissant toute la vérité du proverbe « Ce qui luit n'est pas toujours or ».

A côté de l'établissement de 1re classe, élégante rotonde, où s'entassent toutes les ressources de la balnéothérapie moderne, existent (comme on l'a vu), les bains de 2e classe, accessibles aux plus petites bourses, sans que rien ait été négligé pour rendre la cure tout aussi fructueuse. Il en est de même des bains des pauvres ; une courte visite à l'hôpital spécial, installé à Schinznach par les soins du gouvernement cantonal, montrera, éloquemment, la valeur

curative hors pair de cette station, où sont dirigés, annuelle-
ment, les maladies les plus graves (maladies du sang, diathèses, affections respiratoires, etc...) adressées à Schinznach
de tous les points du territoire suisse,

Parmi les diagnostics le plus souvent relevés par moi,
sur les registres de la station, véritable livre d'or où se
trouvent consignées de nombreuses et souvent miraculeuses
guérisons), je citerai : l'herpétisme, la scrofulose, l'arthritisme, la phtisie, les laryngites, l'anémie profonde, le
nervosisme, l'état variqueux et hémorroïdaire, les affections
ostéo-articulaires, tumeurs blanches, etc ; les maladies utérines (métrites catarrhales), la syphilis grave, les dermatoses
rebelles, les formes larvées du rhumatisme (chorée, névralgies, névroses), les plaies anciennes, blessures de guerre,
ulcères chroniques et torpides, entorses et arthrites trauma-
tiques ; affections tendineuses et déformantes ; conséquences
atrophiantes des traumatismes, ataxie locomotrice, paralysies
d'origine rhumatismale ou spécifique, etc., etc.

La notoriété séculaire de Schinznach s'est rapidement
transformée en une véritable vogue, du meilleur aloi, sous
l'impulsion d'une société intelligente, qui n'a ménagé
ni son temps, ni son argent, ni sa peine, et placé à sa tête
un homme de cœur et de talent, M. Hans Amsler, qui a su
se concilier l'amitié de tous les baigneurs.

Une clientèle d'élite, dans laquelle on remarque, tous les
ans, de hautes personnalités mondaines et scientifiques :
telle a été la récompense des efforts dépensés, hâtons-nous
de le dire, pour une station qui en valait hautement la peine.
J'espère, du moins, le démontrer par la suite.

CHAPITRE III

LES BAINS ET DOUCHES

Les bains sont donnés, à Schinznach, à une température qui varie de 30° à 37° centigrades : la thermalité en est réglée à l'aide d'un ingénieux système à la vapeur. La durée des bains est d'une demi-heure à une heure, suivant les cas. Les bains possèdent une action stimulante générale, qu'ils exercent par l'intermédiaire de la sensibilité cutanée, et une action locale résolutive, lixiviante et cicatrisante, dans les affections diverses du tégument externe. En plus, il faut leur reconnaître aussi une valeur modificatrice spéciale dans les maladies utérines.

Les effets primitifs du bain de Schinznach se résument dans les sensations de suractivité circulatoire de la peau, quelques picotements, et un degré, variable, suivant les sujets, de rubéfaction congestive sur les téguments. Au bout de quelques bains, la sensibilité périphérique s'émousse généralement ; c'est ainsi que l'on constate la disparition du prurit, dans les dermatoses (eczéma, lichen, prurigo). Cette influence salutaire est assurément due à l'action topique combinée de la thermalité naturelle, des gaz carbonique et sulfhydrique (anesthésiants par nature) ainsi qu'aux sels de chaux, de soude et de magnésie et au soufre naissant, que précipite, sur la peau, sous forme de poudres impalpables, l'action oxydante de l'air extérieur. On conçoit que les dermatoses sécrétantes (eczéma, acné) et parasitaires (pityriasis versicolor, herpès circiné) ne puissent qu'être heureusement influencées par une médication de cette nature.

L'action répétée du bain active, au surplus, les fonctions cutanées, après avoir décapé l'épiderme de ses enduits sébacés et épithéliaux. Ce décapage est si net, qu'il met à nu, au bout de quelques bains, les papilles dermiques, et peut causer un certain degré d'érythème artificiel, ainsi que le célèbre Scoutetten l'observa, naguère, dans de curieuses études faites, sur lui-même, à Schinznach. Cette influence, si activement altérante, sur l'épiderme, stimule, au plus haut degré, l'innervation vaso-motrice de la peau, qui joue un si grand rôle dans la santé organique : de plus, elle favorise, indubitablement, l'absorption de certaines substances gazeuses et salines, dissoutes dans la combinaison hydro-minérale naturelle.

Remarquons aussi que les eaux de Schinznach recèlent une proportion considérable d'électricité, puisqu'elles dévient de 80 à 90° l'aiguille du galvanomètre. Or, les expériences d'Armieux ont péremptoirement établi que l'électricité positive se trouve à la surface du bain, tandis que l'électricité négative se cantonne dans les couches profondes de celui-ci. L'interversion se fait donc pendant le bain, qui produit ainsi de véritables courants galvaniques, grâce à la modification incessante du principe sulfuré. Cette théorie a été confirmée, on le sait, par les travaux de Lambron et de Daudirac. Enfin, la thermalité naturelle ajoute encore sa puissante action aux propriétés vitalisantes du bain de Schinznach, qui facilite étrangement les mutations organiques moléculaires et améliore, au plus haut point, l'hématose, tout en remédiant, à la fois, à l'épuisement nervoso-musculaire.

Hâtons-nous d'ajouter que le bain de Schinznach ne détermine aucune poussée dangereuse, dans les dermites irritables ; il se borne à accomplir ce rôle révulsif, si précieux, lorsqu'on l'applique dans la période torpide terminale des dermatoses anciennement suintantes. L'acuité morbide, même dans les affections de la peau, constitue, du reste, une contre-indication générale de la médication thermale, contre-indication générale que nul médecin ne prendrait sur lui d'enfreindre : à plus forte raison, le corps médical de Schinznach, aussi prudent qu'expérimenté dans le maniement d'armes énergiques.

Dans les bains sulfureux naturels, l'énergie balnéaire,

ainsi que l'a parfaitement vu le professeur Gubler, est toujours proportionnelle à la quantité de soufre précépité et de sels alcalins ou terreux déposés sur la peau. Or, on a vu la richesse des eaux de Schinznach en principes salins et surtout en soufre précipité, « neuf mille fois plus actif que le soufre lavé » (Barthélemy). De là, ces propriétés résolutives et cicatrisantes, si appréciées, dans la belle source argovienne, par de nombreuses générations de médecins et de malades.

Au sortir du bain, la respiration est plus ample et plus facile ; la sécrétion urinaire est augmentée, l'appétit est impérieux, les forces musculaires sont accrues et le système nerveux se trouve dans un état d'équilibre et de bien-être inusités. Toutes ces conquêtes organiques deviennent définitives après la cure thermale de 3 à 4 semaines. Toutefois, il sera bon, pendant les premiers jours du traitement, de se méfier des bains trop chauds et trop prolongés, si l'on veut éviter de désagréables poussées d'exanthème thermal et un certain état congestif, se traduisant par de la fièvre et de l'agitation nerveuse.

L'action des douches thermales, encore plus excitante et plus révulsive que celle des bains, dilate activement les pores, accroît puissamment la contractilité générale et fait pénétrer, pour ainsi dire *par effraction*, à travers la peau, les principes médicamenteux naturels. On en obtient des effets dérivatifs et fondants très remarquables, dans les engorgements ganglionnaires atoniques, les rhumatismes localisés, les névralgies et neurasthénies locales, la débilité cutanée ou musculo-articulaire.

CHAPITRE IV

L'ATMIATRIE A SCHINZNACH

Le docteur de Tymowski a magistralement décrit les installations atmiatriques de Schinznach, justement célèbres dans les fastes de l'hydrologie médicale. J'emprunterai à son impartiale étude la plupart des renseignements qui suivent :

L'installation réalisée à Schinznach par Mathieu (de Paris), il y a quelques années seulement, permet l'utilisation foncière de toutes les propriétés de la solution aqueuse et gazeuse naturelle, en inhalations sèches et humides. Toutes les salles communiquant, comme nous l'avons vu, par des corridors, avec les chambres d'hôtel et les cabines de bains, les malades se trouvent dans les meilleures conditions de confortable hygiénique, pour éviter les changements de température et les courants d'air, qui se donnent rendez-vous dans un si grand nombre d'établissements thermaux.

A. *Salles de gargarismes*. — Une série de *box*, tout en marbre, aménagés de telle sorte que chacun puisse se gargariser à l'aise, sans être vu ni dérangé : telles sont les installations, si utiles dans les pharyngo-amygdalites, coryzas à répétition, glossites et stomatites anciennes, etc. L'action topique excitante des gargarismes à Schinznach doit être surveillée et suspendue si elle dépasse le but. La décongestion des muqueuses et la cessation de tout *processus* inflammatoire sont les premiers résultats obtenus. Bientôt, cessent les sécrétions glaireuses, taries par ce bain local bucco-pharyngien, qui détermine une véritable révulsion thérapeutique. Le gargarisme, à Schinznach, favorise, en effet, l'énergie circulatoire périphérique aux lésions et exerce ainsi, sur elles, l'activité substitutive que l'on peut attendre d'une émulsion naturelle sulfureuse, antiseptique et fortifiante pour les épithéliums. L'action du gaz acide carbonique dissous contribue certainement à ces résultats.

Le gargarisme est prescrit : dans les catarrhes naso-pharyngiens, si communs chez les asthmatiques et chez les tousseurs anciens, manifestation banale de l'herpétisme et de la syphilis, etc. Conjointement avec les pulvérisations et douches nasales, le gargarisme exerce, sur cette disposition, une action modificatrice de premier ordre, essentiellement prophylactique des congestions bronchiques, de l'influenza, de l'emphysème, etc. Il possède aussi une excellente activité contre cette maladie ennuyeuse et rebelle, la leucoplasie buccale (psoriasis lingual, etc.), dont il empêche les retours offensifs. Le gargarisme modifie toutes viscosités sécrétoires, en les fluidifiant et les aseptisant. Il agit en poursuivant, jusque dans leurs anfractueux repaires amygdaliens, les streptocoques, staphylocoques et autres micro-organismes, qui semblent jouer un si grand rôle dans les affections des voies respiratoires en général.

On pratique aussi, à Schinznach, des *aspirations* ou *humages*, destinés à précéder les pulvérisations et les douches nasales, en préparant l'action plus directe de ces pratiques, par un nettoyage préalable des sécrétions. Les aspirations, pour lesquelles on ajoute (dans un but dolorifuge) 2 p. 100 de sel de cuisine à l'eau sulfureuse, donnent de fort bons résultats dans les polypes et tumeurs adénoïdes du pharynx.

B. *Salles de pulvérisations.* — 28 appareils perfectionnés fournissent, par une admirable régulation de la pression et de la température de l'eau, une pulvérisation d'une extrême finesse. Elle fait merveille dans les laryngites avec parésie des cordes vocales ou hypertrophie pachydermique de la glotte ; les pharyngites de toute nature, les trachéo-bronchites, avec difficultés d'expectoration. Les pulvérisations servent aussi de douches locales, contre l'eczéma facial et les dermatoses du cuir chevelu, l'acné rosacea, les séborrhées nasales et autres affections cutanées.

La durée et la température des pulvérisations peuvent

être, à volonté, modifiées suivant les cas. Leur pouvoir est décongestif, atrophiant des granulations, modificateur des dyspnées d'origine pharyngo-nasale. Les artistes lyriques apprécient cette action douce et bienfaisante de tonicité, dont la promptitude tient du prodige, dès qu'il s'agit de remédier aux débilités et aux altérations fonctionnelles des organes phonateurs. Les pulvérisations agissent, en outre, comme topiques, au contact des muqueuses exulcérées : on sait quelle importance leur attachait Trousseau, pour la cure rationnelle de la tuberculose. La fine poussière de soufre, de chaux et d'arsenic, déposée sur les granulations et les catarrhes, ne saurait que modifier avantageusement toutes lésions locales : on fera bien, toutefois, d'empêcher que l'excitation ne dépasse le but thérapeutique, surtout lorsque l'épiglotte on les replis aryténoïdiens sont ulcérés. •

Les irrigations nasales, avec le siphon de Weber, sont indispensables contre les rhinites ulcéreuses, l'eczéma des fosses nasales, les manifestations du coryza chronique avec ou sans ozène, etc...

C. *Inhalations humides*. — Dans cette salle, deux énormes pulvérisateurs se trouvent adaptés au plafond, Seize grands tuyaux, partis de vastes récipients en cristal, pulvérisent une pluie hydro-minérale très fine, qui, en quelques minutes, remplit la salle d'un brouillard tellement opaque, que les patients sont obligés de revêtir des vêtements imperméables. Ces inhalations gazeuses humides sont excellentes contre les bronchites compliquées d'affections hépatiques, les anciennes pleurésies, l'asthme, l'emphysème, etc.

D. *Inhalations sèches ou atmiatrie proprement dite*. — Dès la plus haute antiquité, on a appliqué à la thérapeutique les gaz acide carbonique, acide sulfureux, acide sulfhydrique. Galien envoyait déjà ses phtisiques respirer l'air de l'Etna. Beaucoup de thermes sulfureux possèdent des salles d'inhalations sèches, qui ont l'avantage de pouvoir être prises à toute heure du jour et de ne pas exposer à la chaleur ni à l'humidité les sujets susceptibles. Schinznach a bien fait

d'utiliser ainsi sa richesse unique en gaz carbonique (90,8cc)
et hydrogène sulfuré (37cc8). Les effets de l'inhalation sèche
prolongée sont : un sentiment de constriction générale, des
palpitations violentes, des quintes de toux. Appliquée à
doses thérapeutiques, cette pratique stimule la circulation
et l'influx nerveux, tue les bacilles tuberculeux (ainsi que
le prouvent les rigoureuses expériences de Cautani, à
Naples et de Niepce, à Allevard, à l'aide d'inhalations sulfo-
carboniques assurément moins puissantes que celles de
Schinznach). Cela nous rend absolument saisissante de
vérité cette phrase de Pidoux, à propos de l'atmiatrie :
« Tout médecin qui néglige l'emploi de cette méthode,
commet une faute à conséquences graves, puisqu'il rejette
ainsi, de gaîté de cœur, l'une des armes les plus puissantes du traitement prophylactique des affections de poitrine »

Modifiée et améliorée, successivement, de fond en comble,
l'inhalation sèche a établi, d'une façon définitive, la renommée médicale de Schinznach pour le traitement des voies
respiratoires. Nul moyen ne lutte mieux contre la dyspnée
nerveuse et ne rétablit, plus efficacement, la perméabilité
des vésicules pulmonaires. Toutefois, j'estime que la disparition de la toux et de l'oppression réflexe, dans l'asthme et
la coqueluche, par exemple, ne sauraient s'expliquer qu'à
la faveur d'une sorte d'action modératrice sur le nerf
pneumogastrique La douche gazeuse aérienne saturée rend
compte de l'expectoration purulente tarie, de la disparition
des *hay fever* et autres *influenza* (par asepsie du rhino-pharynx) et de l'action topique, remarquablement cicatrisante et
résolutive, sur la muqueuse broncho-pulmonaire, dont la
surface absorbe, si largement, les principes médicamenteux
capables de mettre fin aux infiltrations néoplastiques.

L'action anti-bacillaire, mise en lumière par Villemin,
s'explique par le contact direct et intime des gaz anti-
zymotiques avec toutes les expansions bronchiques et alvéo-
laires, où les vices du sang se trouvent également modifiés
par contact direct (scrofule, syphilis, herpétisme). A la
longue, on observe une sorte de renforcement des éléments

cellulaires des voies respiratoires, dont la résistance aux bacilles apparaît notoirement augmentée.

L'inhalation sèche détermine souvent un peu de vertige et d'effet soporifique, qui n'est que l'exagération de l'influence sédative. Mais on remarque que la nutrition et l'appétence en sortent sensiblement augmentées : ce qui rend plus facile la suralimentation, cette ancre de salut de tous les débilités. L'atmiatrie aboutit, finalement, à une action tonique, à une exaltation trophique. De plus, les effets locaux sur l'arbre aérien, d'abord sédatifs, deviennent rapidement excitants, parce que le gaz sulfhydrique, hyposthénisant dans son essence, se transforme, dans l'air, en acide sulfureux, qui est (comme chacun sait) l'un des meilleurs topiques substitutifs contre les atonies des muqueuses

---

CHAPITRE V

ACTION GÉNÉRALE DE L'EAU EN BOISSON. ACTION SUR LE TUBE DIGESTIF

L'eau de Schinznach se prend, ordinairement, le matin, après le bain, à la dose de 1 à 5 verres par jour : c'est dans l'état de vacuité de l'estomac, qu'elle exerce le plus efficacement son pouvoir reconstituant et d'assimilation, d'exaltation des oxydations abaissées, etc... L'ingestion de l'eau stimule tous les systèmes de l'économie, restreint l'élimination des phosphates (Aimé Robert), tandis qu'elle active les autres échanges organiques et régénère le liquide sanguin et le système nerveux, par une sorte de *congestion tonique* des organes anémiés, qui ne tarde guère à remonter les asthénies. On a voulu rapporter à l'action du climat et de l'air ces effets reconstituants, observés auprès de la plupart des sources minérales ; mais, à mon avis, il n'en saurait être ainsi pour Schinznach, qui agit aussi bien sur

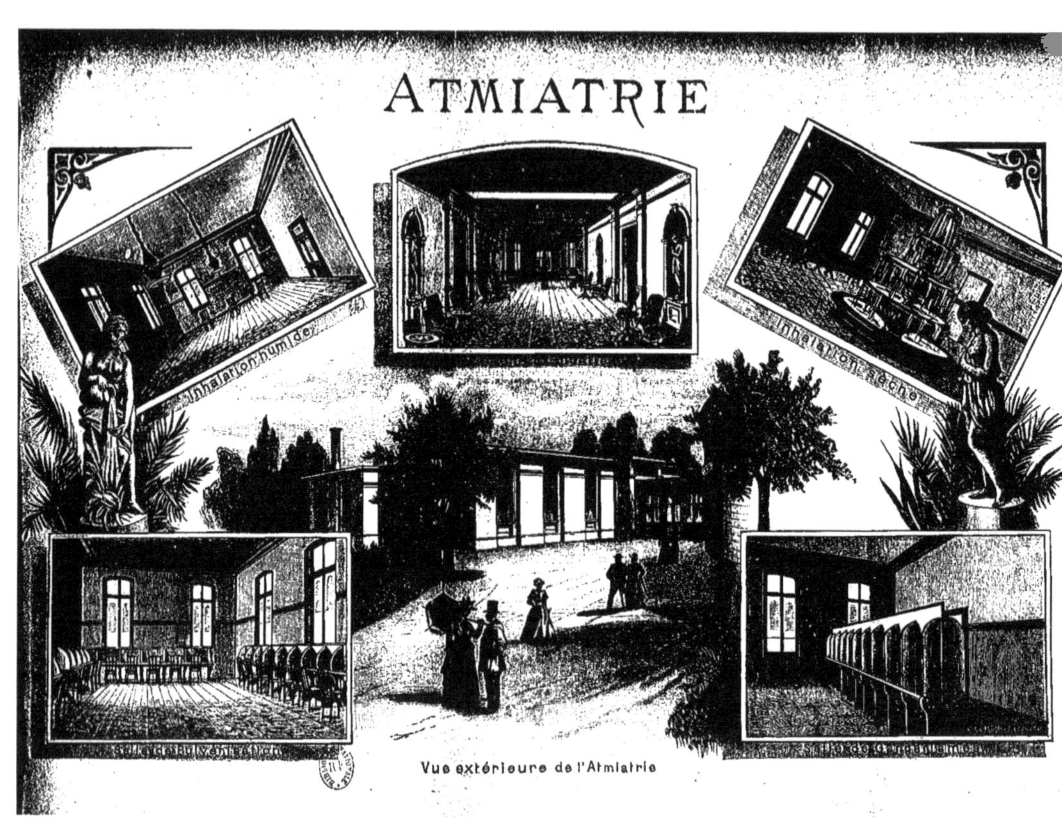

Vue extérieure de l'Atmiatrie

les autochtones et sur sa clientèle pauvre de montagnards helvètes, placés, d'un bout de l'année à l'autre, au milieu de l'atmosphère la plus vivifiante.

Sur les organes congestionnés, l'eau de Schinznach exerce une action, sinon décongestive d'emblée, du moins *sédative*: il n'est guère d'exemple d'hémoptysie ou d'exaltation hypérémique, survenues du fait de cette station, malgré les imprudences de traitement dont les malades inintelligents sont toujours coutumiers. C'est donc uniquement des *congestions substitutives* que l'on observe, dès qu'une torpidité spéciale, une chronicité stagnante de l'affection, ont réclamé l'emploi de l'eau en boisson.

Cette eau s'assimile parfaitement. Le soufre, cet important élément de l'économie, s'incorpore aux cellules vivantes, pour en précipiter la modification, la métamorphose. La minéralisation providentielle de Schinznach en fait une médication *antidiathésique*, à longue portée, par son influence formatrice sur l'oxyhémoglobine et son action trophique autant que résolutive, qui réalise dans l'organisme un véritable appel de forces, accroît la résistance vitale, remédie aux défectuosités de la nutrition et provoque un revenez-y, durable, de l'énergie constitutionnelle retrempée. En réfrénant les habitudes vicieuses du mouvement assimilateur, en mettant fin au trouble cellulaire, qui entretient la plupart des états morbides anciens, Schinznach obvie aux écarts de la nature, parce qu'elle introduit des éléments nouveaux, essentiellement altérants et éliminateurs, dans nos vaisseaux, et qu'elle sollicite l'action dépuratrice efficace des émonctoires rénal et cutané. Enfin, par la rétention étrange des phosphates, favorisée par elle, l'eau de Schinznach possède une action particulière *d'épargne* sur les tissus riches en phosphore. Voilà qui nous explique les cures merveilleuses observées dans la phtisie, le rachitisme, les affections des os, des articulations et du système nerveux.

Le réveil de l'appétit, l'accroissement des forces musculaires, l'aguerrissement aux impressions atmosphériques, la perte de la prédisposition aux catarrhes des muqueuses, semblent résulter surtout de l'assimilation des sels calcaires contenus dans l'eau de Schinznach; ces sels ont une large influence, par leur composition, sur l'élaboration du sérum et l'invigoration des tissus et des humeurs. Les gaz carbonique et sulfhydrique font de la source argovienne une véritable individualité stimulante diffusible, précieuse à opposer à l'arthritisme constitutionnel, dont les manifestations, mobiles à l'excès, rendent souvent intolérées et inapplicables d'autres sources sulfureuses célèbres. Il est des malades présentant un état patent d'anémie, de dénutrition, de dyscrasie même, et qui, pourtant, restent profondément congestifs. Schinznach exercera, chez eux, une action doucement stimulante de la circulation capillaire et lymphatique et résoudra ainsi le problème difficile *d'exciter sans irritation*.

Pour aider au pouvoir résolutif de l'eau en boisson, les baigneurs de Schinznach possèdent, dans une source voisine, celle de Wildegg, l'une des eaux les plus riches en iode et en brôme. On la fait boire, particulièrement, aux lymphatiques et aux strumeux, ainsi qu'aux jeunes filles chlorotiques et dysménorrhéiques, aux eczémateux anciens, aux syphilitiques et aux tuberculeux. Wildegg complète les effets des sulfureux et aide à produire, ainsi, une sorte de saturation minérale naturelle anti-diathésique. La diaphorèse, la diurèse et l'action tonique, ne voilà-t-il pas le *processus* par lequel s'opèrent la transsudation et l'exode définitives de tous les déchets pathologiques inhérents aux diathèses?

Il nous faut dire un mot, maintenant, de l'action particulière de l'eau de Schinznach sur le tube digestif. Non-seulement son ingestion corse l'appétence, mais elle fait disparaître les digestions pénibles et flatueuses, remplace la constipation par une exonération alvine régulière. Du reste, la composition intime, complexe de la source, rend compte de ses qualités *eupeptiques*; ses principes minéraux, foncièrement analogues à ceux de notre organisme, subissent l'absorption facile et intégrale, sans dissociation sensible de leurs éléments. Affinité bien curieuse, qui rend compte des effets plastiques et régénérateurs de la cure thermale.

Le catarrhe gastrique, avec gastrorrhée et tendance ectasique de l'estomac, langue visqueuse blanchâtre, etc..., guérit fort bien à Schinznach, surtout lorsqu'il survient chez un arthritique ayant abusé de la bonne chère, du vin, de l'alcool et du tabac. Une douce stimulation, imprimée à l'atonie gastro-intestinale, chez ces diathésiques, suffit à relever la faiblesse générale des tuniques digestives, en même temps que les sécrétions chimiques se rétablissent, et que l'on voit disparaître, chez les malades, les symptômes de gargouillements, d'hémorroïdes et d'obstruction veineuse abdominale qui les inquiètent.

Il va sans dire que, lorsque l'état dyspeptique est lié aux naso-pharyngites ou à l'herpétisme constitutionnel, Schinznach est, alors, tout puissant. Je l'ai pu constater, à maintes reprises, sur des clients que je ne crains pas d'envoyer dans une station peu indiquée, en général, pour les troubles digestifs. Mais il faut savoir reconnaître, en toute circonstance, l'origine exacte de ces troubles (1). J'estime aussi que, dans les catarrhes chroniques de l'intestin, ressortissant à l'herpétisme ou à l'arthritisme, une cure hydro-minérale bien dirigée, à Schinznach, est capable de rendre les plus utiles services. A défaut de spécificité therapeutique absolue, les malades y trouveront toujours un agent merveilleux de résistance et de réparation ; une reconstitution rationnelle assurée de leur terrain constitutionnel, qui perdra sa réceptivité aux affections vulgaires, ainsi qu'à celles qui reconnaissent une origine septique ou zymotique indiscutée. Ne voit-on pas, fréquemment, des clients de Schinznach expulser des entozoaires (ascarides ou oxyures) par l'influence de l'eau en boisson, qui montre ainsi son action parasiticide indiscutable, due au soufre et à l'arsenic ?·

(1) Voir *Dr E. Monin* : Hygiène et traitement des troubles digestifs. Société d'Éditions scientifiques, 1895.

CHAPITRE VI

CURE DE L'ARTHRITISME ET DES AFFECTIONS RHUMATOÏDES

Cet état constitutionnel, aujourd'hui si répandu dans les classes moyennes, l'arthritisme, offre des modalités nombreuses qui, négligées dans leur traitement, se transforment, finalement, dans les plus graves complications morbides. Un fonctionnement irrégulier de la peau engorge de produits nocifs les cellules vivantes, compromet la vitalité des muscles et des articulations, entrave le fonctionnement régulier du cœur et des viscères. Une exquise sensibilité vasomotrice explique les poussées congestives, soudaines et mystérieuses, dont les arthritiques sont coutumiers, et cette sensation étrange de *fatigue*, surtout au lever, qui caractérise la plupart des états rhumatoïdes.

Dans cette diathèse, dont les évolutions et les réparations sont essentiellement lentes et insidieuses, la médication hydro-minérale est souvent si puissante, qu'elle ne saurait être remplacée par nulle autre. Les eaux résolutives et révulsives, comme l'est Schinznach, sont surtout précieuses par l'excitation dynamique qu'elles font naître dans la profondeur des cellules nutritives, dont elles ressuscitent, en quelque sorte, le magnétisme naturel. Elles engourdissent et éteignent la sensibilité à la douleur, chassent du milieu intérieur toutes impuretés. Bien maniées, elles peuvent être, tour à tour, excitantes et sédatives, dans la plupart des manifestations rhumatoïdes chroniques et subaiguës. L'action du bain sur les extrémités nerveuses de la peau est éminemment révulsive des obstructions viscérales, et décongestive, sans qu'il soit besoin d'aller jusqu'à la « poussée ».

Parfois, les douleurs arthritiques se trouvent, sous l'influence de la cure balnéaire, ramenées passagèrement à l'état subaigu ; mais c'est là un travail dérivatif, souvent

utile pour la guérison définitive. On peut remarquer, en
effet, que ce sont surtout les rhumatisants torpides et
lymphatiques, qui bénéficient largement de Schinznach. Chez
les sujets âgés, pléthoriques, le résultat est moins assuré,
l'action substitutive étant beaucoup plus difficile à con-
quérir. Toutefois, les raideurs péri-articulaires, la séche-
resse des synoviales, la tendance aux nodosités, l'irritation
spinale arthritique, etc .., y trouvent encore de précieuses
ressources. La station constitue, d'ailleurs, une véritable
clinique d'arthritiques, où tous les cas les plus divers se trouvent groupés, on le croirait, pour l'instruction expérimentale
des médecins consultants.

Au bout de quelques jours de balnéation, on a recours
aux douches chaudes, générales et locales, afin d'augmenter
encore la force réactionnelle de la constitution. On n'a plus
à craindre, dès lors, le réveil de crises aiguës ni les métas-
tases de la diathèse, si communes avec les autres médica-
tions. Bien plus, cette mobilité congestive, caractéristique
de l'arthritisme, s'éteint graduellement, sourtout lorsque le
sujet est jeune encore, je veux dire lorsque le système vas-
culaire est encore propriétaire de toute son élasticité. L'arté-
riosclérose, l'athérôme, la décrépitude artérielle, ne sont
pas, du reste, des contre-indications absolues à la cure thermale. Même dans les cas de lésion cardiaque, aucun résultat
congestif n'est à redouter, si la médication thermale est pratiquée prudemment et si, bien entendu, il n'existe pas
d'asystolie ou d'altération valvulaire mal compensée.

Parmi les malades qui ont le plus à se louer des eaux de
Schinznach, je citerai : les jeunes gens, les femmes arthritiques, souffrant d'accidents puerpéraux ; les rhumatisants
blennorrhagiques ; les congestifs viscéraux ; les formes indo-
lentes et chroniques de l'hydarthrose, du lumbago et du tor-
ticolis. Il est bon de profiter, en général, de la rémission
estivale habituelle au rhumatisme, pour en triompher définitivement par le traitement thermal. La technique hydriatique réclame davantage d'attention, dans les formes anciennes de la goutte torpide, le rhumatisme intestinal, les
congestions pulmonaires de nature arthritique, dont l'éré-

thisme est souvent capable de se réveiller d'une manière imprévue.

La présence de l'arsenic dans les bains de Schinznach nous semble rendre compte de leurs vertus si efficaces dans le rhumatisme déformant et l'arthrite sèche. Grâce, d'ailleurs, à l'installation des bains électriques dans la station, la balnéation sulfo-arsénicale peut, fructueusement, se combiner, comme le dit fort bien le docteur de Tymowski, avec ce « suprême moyen curatif ». L'état névropathique, qui fait si souvent cortège à l'arthritisme, n'en sera que plus heureusement influencé.

En terminant ce chapitre, je recommanderai aux rhumatisants se rendant aux eaux, de ne jamais manquer d'amener avec eux leurs enfants. Presque toujours, ceux-ci sont hérité, de bonne heure, de la diathèse parentale et présentent déjà des manifestations fluxionnaires ou catarrhales, banalement attribuées au lymphatisme ; des transpirations abondantes ; de la déchéance nutritive ; des accès de fièvre passagers et qui dépendent de l'arthritisme héréditaire. Profitons de ce que l'enfant est une cire molle, facilement maniable, pour rétablir, dans son jeune organisme, pendant qu'il en est encore temps, l'harmonie si désirable de la santé. C'est au berceau que l'on prend l'homme : l'éradication des germes diathésiques doit faire partie intégrante de l'éducation bien comprise.

CHAPITRE VII

CURE DU LYMPHATISME ET DE LA SCROFULE

Le rachitisme, la scrofule, la phtisie, les dermatoses, guettent le sujet dont la nutrition atoné se trouve amoindrie par le lymphatisme constitutionnel, maladie urbaine par excellence. Sous l'influence de la cure thermale, on voit survenir, dans ces tissus infiltrés de sucs blancs, mais émi-

nemment malléables, les transformations correctrices les
plus remarquables. Les tissus bouffis et anémiques s'orga-
nisent définitivement, par le rehaussement du taux de
leur vitalité. Schinznach joue, ici, un rôle curatif et préventif
de premier ordre, en transformant l'organisme par l'action
de l'eau en boisson, en réparant les lésions locales par le
pouvoir topique des agents balnéaires.

De tout temps, la belle station d'Argovie a été recomman-
dée chez les strumeux, à cause de ses vertus fondantes, élec-
tives, sur le tissu lympho-glandulaire. Son action est souvent rapide, non sans déterminer, parfois, une excitation
assez vive, dans les manifestations de la diathèse, excitation
qui nécessite souvent la suspension du traitement. Ce n'est
donc pas la fatidique saison de 21 jours, qui peut être capable de guérir un état scrofuleux un peu prononcé : deux ou
trois fois ce laps de temps sont ordinairement nécessaires.

La restauration constitutionnelle suit de très près, en
général, la rétrogradation des lésions, quand elle ne lui est
point parallèle. On assiste à la reprise des forces vitales et
à la restauration constitutionnelle, graduelle, par la chaux, le
soufre et l'arsenic. Or, la virulence, variable, de la scrofulose, est toujours une résultante de la puissance relative de
l'agent infectieux et de l'organisme infecté. Augmenter la
résistance du terrain, vaincre le ralentissement nutritif,
accroître et régulariser les mutations cellulaires : tel est le
but poursuivi et atteint par la cure thermale, qui possède
surtout une étonnante influence sur la réparation des tissus
osseux et articulaire, à tel point que les médecins et chirur-
giens suisses déclarent, unanimement, la coxalgie susceptible de guérison fréquente à Schinznach.

La cure est admirablement supportée par les jeunes orga-
nismes, qui forment une imposante partie de la clientèle de
la station : les engorgements ganglionnaires, les scrofulides
polymorphes, érythèmes, engelures, eczéma, séborrhée, blé-
pharite ciliaire, impétigo du nez et des oreilles, voilà des
diagnostics fréquemment relevés sur les registres de la station. Le lupus, qui est la plus grave manifestation de la
scrofule sur la peau, est traité et guéri à Schinznach, sur-

tout lorsqu'on a soin de combiner le traitement chirurgical avec le traitement thermal. Lorsqu'on constate la guérison d'une dartre rongeante aussi atroce, d'une tuberculose dermique aussi odieusement vorace et mutilante qu'est le *lupus exedens*, on peut en conclure, je crois, à l'énergie intense de la médication thermale qui relève promptement, de leur déchéance profonde, des sujets arrivés presque au dernier degré de la cachexie scrofuleuse. Eh bien ! c'est là un spectacle que l'on peut observer souvent à l'hôpital thermal de Schinznach, et tout esprit impartial en tirera évidemment ses conclusions de raisonnement *a fortiori*.

En effet, à côté du lupus, que sont les hypertrophies amygdaliennes, les goîtres parenchymateux, les adénomes axillaires, mammaires et cervicaux, les abcès froids, les catarrhes chroniques des muqueuses (ozène, rhinites atrophiques, ophtalmies chroniques) ; que sont, même, la scrofule mésentérique, l'adénopathie trachéo-bronchique et les érysipèles à répétition des scrofuleux ? Tous ces états sont rapidement et profondément améliorés par une saison à Schinznach, même lorsqu'ils dérivent (chose fréquente), de la combinaison de plusieurs diathèses et de l'hérédo-syphilis.

Dans les caries et les nécroses, les ostéo-périostites chroniques et torpides, les tumeurs blanches, le mal de Pott et les ostéomyélites, on ordonne, outre Schinznach et Wildegg en boisson, à hautes doses, outre des bains prolongés et des douches partielles, des injections dans les fistules et des applications de compresses. On a très vite raison, ainsi, des suppurations de mauvaise nature, des bourgeons charnus blafards et des séquestres rebelles (Robert). C'est pourquoi le gouvernement suisse a décidé, depuis longtemps, l'envoi à Schinznach de toutes les scrofuloses chroniques, incurables dans les hôpitaux et hospices de la République. J'ai déjà dit que, si prompts que se montrent les résultats favorables, la cure complète d'aussi graves affections constitutionnelles réclame toujours un temps prolongé, qui dépasse de beaucoup la période balnéaire traditionnelle applicable aux seules affections vulgaires.

Il en est de même du *rachitisme*, cette grave dystrophie

du squelette, contre laquelle, grâce à ses sels calciques, la source de Schinznach se montre fort efficace. Malheureuement, le rachitisme, dont l'évolution est ordinairement plus précoce que la scrofule, est assez rarement adressé aux stations thermales. Nous conseillerons aux parents dont les enfants présentent, au début, des incurvations costales et diverses déformations osseuses, de les diriger vers les eaux argoviennes, sans attendre l'aggravation inévitable des lésions du rachitisme.

CHAPITRE VIII

DERMATOSES — SYPHILIS, ETC.

Depuis deux siècles et demi, Schinznach est considéré, par tous les observateurs, comme une eau sincèrement amie de la peau et des muqueuses. Des milliers de cas cliniques militent en faveur de son action thérapeutique merveilleuse contre les dermatoses les plus opiniâtres. L'eczéma et l'impétigo sont particulièrement influencés d'une manière très favorable. Mais la cure thermale est loin de rester indifférente aux affections plus résistantes, telles que l'acné et la couperose: on en trouvera de nombreuses preuves dans la consciencieuse monographie du docteur Amsler et je pourrais aussi, pour ma part, si la place ne m'était limitée, rapporter à cet égard, bon nombre d'observations personnelles.

Les dartres sèches et squameuses résistent, on le sait, davantage aux agents physiques, de même qu'aux traitements topiques les plus sérieux. Cependant, à Schinznach, le pityriasis, le prurigo de Hebra, les lichens anciens et certaines variétés de psoriasis sont capables de s'améliorer et de guérir. Mon expérience me permet aussi de recommander cette station contre l'urticaire chronique, le purpura et les dermatoneuroses en général. Ce que j'ai dit, tout à l'heure, du lupus, s'applique naturellement à toutes les ulcérations atoniques, qu'elles proviennent de gommes ou de tubercules, de varices ou de scrofulides.

La cure sulfo-arsénicale est éminemment éliminatrice de tous les levains morbides ; parasiticide, c'est-à-dire susceptible de neutraliser toutes fermentations pathologiques ; enfin, anti-diathésique par excellence : propriété surtout précieuse pour qui connaît et apprécie, à leur juste valeur, les étroits rapports des dermatoses avec les diathèses (¹).

Sauf certaines affections, comme le lichen plan, qui nécessitent l'emploi des douches tièdes en pluie, le bain prolongé ou répété bi-quotidiennement, constitue le traitement ordinaire des dermatoses. On fera bien d'éviter les bains à plus de 35° et de compter beaucoup sur l'eau en boisson (même transportée) pour modifier l'état général lymphatique ou arthritique. Les premiers effets des bains sont : la suppression des démangeaisons, même dans le prurit consécutif à la gale, dans les lichens et le prurigo sénile ou hépatique. Les bains effectuent, ensuite, la détersion des surfaces sécrétantes, humides et sèches, arrêtent les récidives de l'herpès, de l'impétigo et de l'urticaire, détruisent le parasitisme des eczémas pilaires et des pityriasis. Le blanchiment remarquable de la peau, résultat constant des bains de Schinznach, est dû probablement aussi à cette action antizymotique. On utilise cette propriété curieuse dans le traitement des éphélides et aussi des pigmentations anormales consécutives aux anciennes dermatoses, surtout aux syphilides.

La furonculose, la séborrhée chronique, la tendance aux aphtes, cette acné des muqueuses, le pityriasis versicolor, la pelade et les teignes chroniques, sont également justiciables d'une médication qui dissocie promptement les lésions parasitaires et relève, à la fois, l'état général de la constitution. Mais la cure de Schinznach est surtout souveraine contre les dermatoses exsudatives irritables, contre l'eczéma,

(1) Voir *Docteur E. Monin.* — Hygiène et Traitement des maladies de la peau. — [Soc. d'édit. scientif.]

cette pierre angulaire de la dermatologie (Bulkley) qui repose toujours sur un terrain arthritique ou lymphatique. Elle n'est pas, à dire vrai, aussi héroïque contre le psoriasis, malgré la coïncidence fréquente de cette dartre sèche avec le rhumatisme et l'état névropathique. Non-seulement la cure thermale efface les lésions anciennes de la peau, mais elle restaure foncièrement cette dernière, en faisant disparaître les infiltrations conjonctives, si tenaces, qui éternisent, comme on sait, la plupart des affections cutanées. L'état général se trouvant modifié parallèlement à la disparition des lésions locales, le malade ne peut conserver aucune crainte de répercussion diathésique, si fréquente lorsqu'on a eu recours à la médication substitutive locale ordinaire.

La syphilis, diathèse acquise, souvent bénigne, n'en est pas moins une maladie déprimante, au premier chef, pour le physique et le moral. L'eau sulfo-arsénicale possède sur elle un pouvoir réparateur, vraiment corollaire du traitement spécifique, vraiment préventif des accidents graves et larvés du tertiarisme. Non-seulement Schinznach favorise la tolérance et l'élimination du mercure, en solubilisant les composés albumino-mercuriels de nos tissus, mais encore son pouvoir stérilise le virus et régénère les cellules atteintes par le mal, surtout dans les formes graves et rebelles des diathésiques.

La cicatrisation, si malaisée, des ulcères spécifiques, chez les vieillards et les cachectiques, chez les strumeux, et les surmenés ; la cure radicale des engorgements muqueux de la gorge, du larynx et du nez, s'opèrent communément à Schinznach, même lorsque le traitement iodo-mercuriel s'est montré impuissant. Cela s'explique par la modification du terrain constitutionnel (scrofule, herpétisme, arthritisme) dont il faut tenir le plus large compte pour le pronostic de la syphilis : « chacun, disait Ricord, se fait à soi-même sa propre vérole, une vérole à son image ». Tonique et dépurative, éliminatrice et antiseptique, la cure de Schinznach met fin à cet ébranlement *totius substantiæ*, qui résulte presque aussi souvent de la médication que de la maladie·

Les lésions dyscrasiques de la peau, des glandes, du périoste, etc.., réfractaires au traitement habituel, s'évanouissent promptement, surtout si l'on ajoute, comme eau de table, au traitement, l'eau iodée de Wildegg, éliminatrice et antimétallique également, capable de relever les constitutions les plus minées.

Dans la syphilis viscérale et dans celle du système nerveux, j'estime Schinznach supérieur à Uriage et à Aix-la-Chapelle, ayant vu des ataxiques et des pseudo-paralytiques généraux en retirer des résultats remarquables.

Enfin, outre son action favorable sur le naso-pharynx, presque constamment touché par la vérole, Schinznach présente l'immense avantage de faire cesser, promptement, l'accoutumance au traitement spécifique et d'infuser, dans le sang, grâce à ses transformations, des hyposulfites alcalins (Rollet) qui lui redonnent, par l'asepsie, une jeunesse et une vitalité capables de faire la chasse aux virulences qui l'infectent.

Schinznach est, du reste, employé avec succès contre tous les empoisonnements métalliques. Sa source noircit fortement les pièces d'argent, à cause de son énorme teneur en hydrogène sulfuré libre. Dans le saturnisme (empoisonnement par le plomb), dans l'argyrisme bronzé, dans l'arsenicisme, etc..., elle se montre aussi active que dans l'hydrargyrisme médicamenteux.

J'ajouterai encore un mot, touchant les affections chirurgicales. Bien que le domaine de l'hydriatique se rétrécisse journellement, en chirurgie, en raison de la facilité opératoire que donnent les nouveaux pansements, il faut conseiller Schinznach dans les ulcères spécifiques, les adhérences vicieuses, ankyloses, etc. ; ainsi que dans les purulences et les atonies des plaies, fistules, fongosités, etc..., d'origine scrofulo-syphilitique. On pourra aussi en retirer de grands succès comme traitement de convalescence des opérations graves et des sérieuses mutilations chirurgicales.

CHAPITRE IX

MALADIES DES VOIES RESPIRATOIRES

J'ai déjà dit, à propos de la scrofule, combien la cure sulfo-arsénicale argovienne était puissante dans les ulcérations strumeuses du nez et du pharynx, l'ozène, les rhinites chroniques. Les ressources multiples de la station, que j'ai succinctement décrites au chapitre *Atmiatrie*, permettent d'obtenir des succès rapides et complets, dans les naso-pharyngites granuleuses, survenues chez les lymphatiques et les arthritiques, et fréquemment accompagnées de séche-resse et d'aspect vernissé du pharynx. Chez les scrofuleux, l'action antidiathésique manifeste s'ajoute à la puissance topique élective des eaux, et l'on voit disparaître promptement des laryngo-trachéites spasmodiques inexpugnables, fréquents réflexes partis du rhino-pharynx. Cette prophylaxie est surtout patente chez les enfants qui ont suivi l'atmiatrie à Schinznach : les parents déclarent « qu'ils ne se sont pas enrhumés l'hiver suivant », malgré leurs prédispositions antérieures constantes. C'est que, chez l'enfant et même chez les jeunes gens, la rhinite chronique et les adénomes du pharynx nasal, en créant l'imperméabilité habituelle du nez, provoquent la prédisposition catarrhale des bronches. Est-ce par l'action *à frigore* de l'air extérieur, atteignant les épithéliums bronchiques avec la brutalité d'un traumatisme? Serait-ce plutôt, comme l'affirment certains microbiens modernes, parce que les germes microscopiques, provocateurs des bronchites et des pneumonies, ne sont plus arrêtés au passage? On n'en sait rien : toujours est-il que c'est un fait.

L'angine glanduleuse, avec sécheresse du gosier, voix couverte habituelle, sécrétions épaisses et collantes, se trouve souvent placée sous l'invocation du vice dartreux : elle est aussi commune chez les arthritiques, surtout lorsqu'ils ont coutume de faire des abus vocaux. Cette forme morbide rebelle de la pharyngite rétrograde toujours et disparaît parfois par une saison thermale : je n'en veux pour preuve que la liste annuelle des étrangers à Schinznach, où figurent de nombreux chanteurs, professeurs, avocats, prêtres, artistes dramatiques.

Dans les laryngites rhumatismales, l'aphonie nerveuse, le catarrhe laryngé, le faux-croup, les congestions vocales d'origine utérine, sont des affections fréquemment traitées et guéries dans la station. L'action *intùs et extrà* des eaux sulfo-arsénicales cuirasse, pour ainsi dire, les voies respiratoires, contre toute réviviscence phlegmasique ultérieure, en supprimant la tendance des organes aériens aux hypérémies et en restaurant la contractilité compromise des fibres musculaires striées et lisses, réparties, avec le luxe anatomique que l'on sait, tout le long de l'appareil respiratoire.

Les vertus anticatharrales, béchiques, expectorantes et eupnéiques de l'eau de Schinznach sont vantées, dès le XVII° siècle, contre le catarrhe des bronches, les engorgements chroniques de la poitrine et la recommandent, comme prodigieusement utile, dans les formes de phtisie pulmonaire torpide, qui sont, de beaucoup, les plus communes. Ce que nous savons de l'action résolutive et anti-diathésique de l'eau en boisson ; l'influence révulsive et dérivative du bain et de la douche chaude ; la parfaite entente des salles d'atmiatrie et de pulvérisation, etc., nous expliquent pourquoi tous les tousseurs anciens bénéficient, au plus haut point, des thermes de Schinznach.

Dans les bronchites chroniques, on constate la suppression des poussées congestives et catarrhales, le retour d'une respiration ample et facile, dont la spirométrie constate les progrès journaliers. Le muco-pus de l'expectoration fait place à un mucus blanc aéré ; l'élément spasmodique, lui-même, se détend, à mesure que les canaux aériens se désobstruent. Tous ces effets sont étonnants, surtout lorsqu'on a affaire à des strumeux, atteints fréquemment d'adénopathies bronchiques qui simulent la phtisie, éternisent la toux coqueluchoïde, provoquent l'asthme, la laryngite striduleuse, les spasmes glottiques.

Chez les emphysémateux, le soulagement apporté par une saison thermale est constant et durable. L'oppression est singulièrement diminuée, par suite de l'atténuation apportée aux ectasies vésiculaires. La dyspnée et les accès d'asthme disparaissent promptement, surtout lorsque le sujet est encore jeune. Cela n'a rien d'étonnant, pour qui réfléchit à la fréquente origine, herpétique ou arthritique, de l'emphysème. Pour que le soulagement, produit par la cure d'eau, soit longuement marqué, il faut, pourtant, ne point intervenir trop tard, c'est-à-dire ne pas attendre que la répétition des bronchites intercurrentes ait par trop endommagé la capacité de la respiration et consommé la rupture définitive des vésicules pulmonaires. Un certain degré de dilatation cardiaque, presque constante chez les emphysémateux confirmés, ne constitue pas une contre-indication absolue à la saison hydriatique.

Le réveil vital de la muqueuse pulmonaire est surtout tangible, lorsqu'il s'agit de faire disparaître définitivement les reliquats de pneumonies et de pleurésies anciennes. Alors, l'eau de Schinznach, *intus et extrà* (aidée, parfois, de l'eau iodurée de Wildegg en boisson et favorisée également par l'aérothérapie) imprime une activité résolutive, insolite, au travail, essentiellement curateur, de *régression*. L'action locale de l'atmiatrie contribue, pour une large part, à ces heureux résultats, constatés tous les ans, sur des phtisiques que l'on avait considérés comme perdus sans ressource.

On naît scrofuleux, on devient tuberculeux. Les eaux capables de neutraliser la scrofule doivent être, par conséquent, appliquées franchement, avant que la tuberculose ait accompli ses ravages irrémédiables. Or, jusqu'au jour où l'on aura trouvé l'antituberculeux rêvé par tous les chercheurs, avouons que la médication thermale sulfureuse et arsénicale, curative de la scrofule, préventive du tubercule, antiseptique et anticatarrhale par excellence, est encore l'une des moins mauvaises à appliquer.

Il est aujourd'hui incontestable, à la suite de nombreuses

expériences, que l'hydrogène sulfuré (inhalé et éliminé par la muqueuse pulmonaire, dans la cure de Schinznach) neutralise le bacille de Koch, affaiblit la virulence microbienne et entrave la prolifération des zymases tuberculeuses. Accessoirement, le traitement thermal exerce, sur la muqueuse bronchique, une influence réparatrice, résout l'inflammation et la congestion péri-tuberculeuses, éloigne les poussées catarrhales, déterge les sécrétions morbides, active la régénération des épithéliums déchus. L'air pur, un climat tonique, une alimentation variée, riche, fortifiante et substantielle: tout s'unit aux eaux, pour triompher de cette dépression constitutionnelle, de ce *syndrôme atrophique* spécial, qui sert de support et de milieu de culture au bacille tuberculeux. Au bout de quelques semaines, le terrain valétudinaire se trouve modifié de fond en comble, la langueur lymphatique est amendée et l'accroissement de la capacité respiratoire sollicite une rénovation globulaire, intensive, curatrice.

CHAPITRE X

CHLOROSE; MALADIES DES FEMMES; MALADIES NERVEUSES

La chlorose est un état général dû au défaut de transformation des hématoblastes en globules rouges adultes. Décoloration de la peau et des muqueuses, bouffissure et langueur des traits, palpitations par la moindre fatigue et la moindre émotion, perte d'appétit, perversions du goût, constipation, gastralgie, vertiges et maux de tête, avec tendances à la syncope: telles sont les principales perturbations qu'offre la santé des jeunes filles chlorotiques. Il y a, ordinairement, en outre, suspension, diminution ou retards dans les règles, plus rarement des pertes ménorragiques.

Un grand nombre de chlorotiques non guéries par les fer-

rugineux ont pu triompher définitivement de leur état mala-
dif, sous l'influence d'une saison à Schinznach, dont les eaux
arsénicales, sulfureuses et calciques activent la circulation
compromise, augmentent les échanges organiques raréfiés,
relèvent la nutrition, corsent l'assimilation et remédient, en
fin de compte, à cette anomalie de l'hématose qui éclate, le
plus souvent, à la puberté et parfois aussi au moment du
retour d'âge, dans le sexe féminin. Un excellent observateur,
le docteur Hemmann, qui exerce depuis longtemps à
Schinznach, a pu remarquer l'action utile des eaux contre
les troubles menstruels : pour lui, l'un des effets à peu près
constants de la cure thermale consiste en ce que « la mens-
truation se présente plus tôt et plus abondante ». En remédiant à l'atonie utéro-ovarienne, on combat la leucorrhée ;
en réfrénant la fluidification du sang, on empêche l'affaiblissement général, la paresse fonctionnelle générale, l'épuisement du système nerveux et cet état particulier *d'irritable
debility*, si bien décrit par les médecins anglais. D'ailleurs,
l'action de remontement exercée par l'eau thermale ne l'a-t-
elle pas fait justement préconiser contre les convalescences
(Meyer), la glycosurie avec azoturie (Tymowski), les dyscra-
sies diverses (A. Robert)? Un puissant appoint dans le sens
curatif est, du reste, prêté aux eaux par la salubrité atmos-
phérique proverbiale de ce pays d'Argovie, si admirablement
frais et verdoyant, émaillé de promenades superbes et de
sites enchanteurs. Ne sacrifions pas tout à la balnéation et
sachons trouver aussi, dans les facteurs psychiques, hygiéniques et cosmiques de la station, certains éléments indispensables à la réussite de la cure des anémiques : or, un climat
tonique, une région riante, une nourriture succulente,
riche en viandes et en poissons de première qualité, bref,
des conditions hygiéniques de la plus haute valeur, se trouvent réunies, en grand nombre, pour triompher de l'appau-
vrissement chronique du sang, à Schinznach.

Ainsi s'explique la nombreuse et belle clientèle de dames
que nous retrouvons, chaque année, à l'établissement. De
temps immémorial, d'ailleurs, on y soigne le catarrhe utérin

et les engorgements passifs du petit bassin. La science contemporaine ne reconnaît plus guère, maintenant, il est vrai, que deux grandes causes de maladies sexuelles chez la femme : la blennorragie et l'état puerpéral. Mais elle ne saurait, sans injustice, oublier les diathèses qui, si elles ne créent rien, entretiennent tout.

On traite à Schinznach : les vaginites et métrites cervicales chroniques et rebelles, au moyen des bains avec canules ou spéculums fenêtrés. Les bains doivent être courts, de 34° à 35°, et toujours administrés en dehors des périodes aiguës et menstruelles. On obtient une rétrocession rapide de l'élément catarrhal, ainsi que la résolution des engorgements, granulations et lympho-adénites anciennes, presque toujours liés à un état diathésique (scrofule, arthritisme ou herpétisme). La cure thermale combat aussi l'anémie et le nervosisme, qui font cortège à la plupart des métrites et entretiennent l'atonie sexuelle, la torpidité catarrhale. Elle est aussi à recommander, lorsque nous devons fortifier les ligaments utérins, remédier à une leucorrhée rebelle, à l'inertie utérine ; résoudre des fibro-myômes non hémorragiques, empâtements des ligaments larges, salpingites anciennes, exsudats pelviens, indurations non cancéreuses du parenchyme utérin.

J'estime que Schinznach est à recommander également avant les opérations sur l'utérus (curettage, etc.), et surtout dans le traitement des grandes névralgies utéro-ovariennes, pour lesquelles on conseille, trop souvent, des opérations mutilantes graves. Les convalescences opératoires seront aussi très activées par une cure thermale bien dirigée.

L'action spéciale de la station sur les maladies des femmes, est appréciée, depuis plus de deux cents ans, par la science médicale. Les anciens praticiens disaient que Schinznach empêche la disposition aux avortements et guérit la stérilité. Cette action s'explique par la modification imprimée à la santé des muqueuses utéro-tubaires et à l'état général. Méfions-nous, toutefois, du pouvoir congestif de l'eau et n'abusons pas, surtout, des douches vaginales, qui sont capables de causer des coliques utérines et de réveiller, même, des poussées aiguës et des hémorragies. La médication locale ne doit jamais être perturbatrice, mais rester ce qu'elle a intérêt à être : altérante et toni-sédative.

La cure de Schinznach est aussi très en vogue dans les maladies du système nerveux. Les troubles névropathiques liés à la chlorose, au surmenage, à la dénutrition, à la déphosphatisation, la chorée, les névralgies (sciatiques, etc...), le zona, etc..., trouvent, dans l'eau de boisson, le soufre, l'arsenic, la chaux, indispensables à la réparation des cellules nerveuses. De leur côté, les pratiques balnéaires polysulfurées stimulent, par l'intermédiaire de la peau, l'action trophique du système nerveux et améliorent la vitalité organique générale. Remarquons, ici, que les eaux sulfureuses calciques sulfhydriquées sont, ordinairement froides, et pourtant très utiles contre les affections nerveuses : leur utilité augmente encore par la thermalité naturelle et l'électricité, dont elles sont imprégnées à Schinznach.

Vous en voyez la preuve dans les maladies où l'équilibre vaso-moteur est le plus notoirement rompu : dans l'asthme, par exemple, qui n'est qu'une névrose sur laquelle se greffe un élément catarrhal herpétique ; dans la neurasthénie d'origine arthritique ; dans les accidents hystériformes, dérivant de métropathies ; dans les névralgies rebelles causées par d'anciens traumatismes ; dans l'ataxie locomotrice de cause spécifique, etc., etc... Dans tous ces cas, éclatent la précieuse stimulation due au soufre et à l'arsenic ; l'exaltation du système nerveux ganglionnaire ; l'action parallèlement analgésiante de l'acide carbonique sur le système nerveux sensitif.

Dans les hémiplégies et paraplégies de causes cérébrale ou spinale, le traitement thermal sera surtout utile quand la lésion organique est en voie de réparation et que le trouble fonctionnel seul lui survit (Tymowski). L'action sera presque héroïque, si la paralysie est de source saturnine, syphilitique, diphtérique. Dans les autres circonstances, elle sera plus lente, mais franchement insinuante et métamorphique. Je recommanderai aussi Schinznach dans le traitement des atrophies musculaires localisées, notamment dans celle du deltoïde (suite fréquente de la névrite du nerf circonflexe) et dans celle du triceps fémoral (qui succède aux sciatiques invétérées). Dans l'atrophie saturnine, avec ou sans tremblement, on obtiendra aussi des succès rapides. Je n'en dirai pas autant de cette grave. myopathie ou amyopathie spinale, qu'on nomme l'*atrophie musculaire progressive* ou mal d'Aran-Duchenne, bien que Schinznach soit au moins aussi bien outillée, pour la guérir, que les stations qui revendiquent cette maladie. Songez, en effet, que l'eau des bains contient, par litre, plus de 80 milligrammes de soufre précipité et qu'elle est d'une richesse exceptionelle en deux gaz, révulsifs de premier ordre, les acides sulfhydrique et carbonique. En outre, l'installation des bains électriques et faradiques bipolaires, excellemment favorables à la cure des affections nerveuses graves, démontre que Schinznach n'a voulu se laisser distancer par aucune autre station, pour l'adoption de toutes ressources curatives, en harmonie avec le progrès scientifique.

Avant de terminer cet opuscule par l'exposé des contre-indications et la courte étude de l'eau transportée, je voudrais dire ici, quelques mots sur le traitement des *affections infantiles* à Schinznach.

Ce que j'ai compendieusement développé plus haut sur l'action antidiathésique et anti-virulente des eaux, permet de laisser prévoir combien Schinznach s'applique étroitement au traitement de l'enfance, si exposée aux maladies par la croissance, le surmenage et surtout les germes héréditaires, ces monstres mystérieux n'attendant, pour évoluer, que l'occasion ! Lors même que l'enfant n'est point malade, il faut soigner *sa santé*, pour ne pas avoir, plus tard, à soigner *sa maladie* : déraciner le lymphatisme, dont il a le monopole, en raffermissant ses tissus, en aguerrissant sa peau, tonifiée contre les variations météoriques ; en augmentant sa vigueur générale qui lui permettra de résister aux ennemis morbides ambiants.

Il s'agit donc, presque toujours, de prophylaxie, mais d'une prophylaxie salutaire et efficace : c'est, en effet, une véritable provision de santé et de mieux-être, que les enfants iront chercher à Schinznach, et vous vous en apercevrez bien, l'hiver suivant, lorsque vous n'aurez à soigner, chez ces petits êtres, ni rhumes, ni angines, ni manifestations grippales ou arthritiques ! Vous verrez l'affaiblissement et l'anémie faire place à des dispositions physicomentales parfaites. Car les eaux sulfureuses chaudes et l'air des forêts argoviennes n'ont pas les inconvénients énervants de l'air et des bains de mer, si rarement supportés par les petits névropathes, descendants d'arthritiques. Enfin, l'impétigo, l'eczéma, les blépharites, les affections du cuir chevelu, la coqueluche rebelle, l'amygdalite chronique, la convalescence de fièvres graves, les suites de rougeole et de bronchites, la chorée, le rachitisme, la scrofulose, la syphilis héréditaire, les paralysies infantiles et toutes les débilités en général, trouveront un puissant remède dans le traitement hydrominéral de Schinznach, où tout se coalise pour l'éradication des états chroniques et diathésiques. Médication à longue portée, qui continuera d'agir favorablement, longtemps encore après qu'on en aura cessé l'usage (¹).

CHAPITRE XI

LES CONTRE-INDICATIONS

On peut dire qu'une eau sans contre-indication est indifférente et sans vertu. Schinznach, nous l'avons vu, agit énergiquement, comme fortifiante et tonique : elle est donc contre-indiquée pour les tempéraments sanguins et conges-

(1) « L'eau en boisson, pour remonter les forces des malades, les bains et les douches de Schinznach, prouvent, à chaque saison, leur efficacité, lorsqu'il est utile de favoriser l'élimination de matières étrangères ou la résorption de certains exsudats..... »

(Docteur A. Rotureau. — *Dict. encycl. des sc. méd.* 3ᵉ série, tome VII, p. 451.)

tifs, qui présentent des troubles circulatoires prononcés. Les affections aiguës, les poussées phlegmasiques de la peau et des muqueuses nous recommandent aussi l'abstention. La tuberculose, avec tendances à la marche rapide et à l'éréthisme, les périodes avancées des affections du sang et du système nerveux, l'artério-sclérose trop caractérisée, les métrites et ovarites aiguës, ne sauraient être envoyés à Schinznach. A côté des contre-indications formelles et absolues, qui ne sont pas très communes, il existe des cas plus nombreux où le traitement réclame de la diplomatie thérapeutique dans son application : ce sont les états morbides suspects d'acuité possible ou d'une trop vive réaction nerveuse.

L'intolérance pour les eaux argoviennes est, d'ailleurs, fort rare, puisque divers médecins de la station, que j'ai consultés à cet égard, ne l'ont jamais observée. En régularisant les doses graduelles en boisson ; en ne donnant point de bains trop chauds, ni de séances atmiatriques trop prolongées, on évitera toujours ces phénomènes, au moins inutiles, de saturation et de *poussée,* dont les vieux praticiens, sous l'empire des doctrines humorales, faisaient en quelque sorte, un devoir et une obligation d'honneur aux « nymphes médicales » d'antan.

CHAPITRE XII

L'EAU MINÉRALE TRANSPORTÉE

La stabilité de l'eau de Schinznach se trouve assurée par sa thermalité modérée et par les soins particuliers qui président à son embouteillage. Elle peut donc se transporter sous toutes les latitudes et se conserver intacte pendant plusieurs années : chose précieuse, lorsqu'on veut se préparer à la cure thermale ou confirmer la persistance des effets de cette cure. L'eau transportée est limpide et agréable à boire, malgré sa saveur saline alcalescente et son odeur d'œufs mollets. La digestion en est aisée, surtout lorsqu'on a soin de fractionner les doses pour assurer sa parfaite tolérance.

L'eau transportée se recommande dans tous les cas de faiblesse de la voix, de maladies respiratoires : elle rend de réels services aux personnes qui ont besoin de soutenir et d'exercer leurs cordes vocales. Elle conserve son action élective anti-catarrhale et anti-arthritique, et la quantité notable (90cc) d'acide carbonique, qu'elle renferme, lui procure une valeur assimilatrice qui contribue hautement à la parfaite absorption de ses principes sulfurés. Les effets produits sont, comme on l'a vu, ceux du soufre à l'état naissant et *dynamisé*. Les chlorures et carbonates alcalins complètent son action minéralisatrice *totius substantiæ*, si influente chez les strumeux, les herpétiques, les rhumatisants et les vieux tousseurs. Reconstituante et anti-lymphatique, elle ne se contente pas de porter au travail de l'absorption des matériaux inorganiques de premier choix : elle débarrasse encore, par son pouvoir de dépuration éliminatrice, l'économie de ses résidus hétérogènes et modifie profondément tous les affaiblis, en amendant surtout le terrain constitutionnel, en réglant les mutations cellulaires, en diminuant l'excrétion de l'urée et de l'acide urique...

Le docteur de Tymowski recommande, particulièrement, l'eau transportée dans les leucorrhées rebelles, les uréthrites chroniques inexpugnables, les catarrhes des muqueuses et les desquamations de la peau. On peut aussi l'utiliser, à domicile, pour les *gargarismes*, *pulvérisations*, douches *nasales* de Weber, injections gazeuses *rectales* de Bergeon. En somme, elle continuera assez sûrement, l'œuvre de réfection et de modification altérante, inaugurée au griffon. Les substances qu'elle introduit dans la circulation s'éliminant très lentement, il est parfaitement inutile de forcer les doses. Dans la majeure partie des cas, un verre à bordeaux, pris une heure avant chaque repas, représente la dose suffisante et nécessaire.

Parmi les eaux sulfureuses livrées à l'exportation, on peut affirmer, sans médire, que le plus grand nombre ne fournit qu'une médication illusoire et inactive. Il n'en est pas ainsi de Schinznach, qui représente une solution médicamenteuse naturelle des plus stables, capable de garder longuement ses rares vertus, — loin du pays charmant chanté par Zimmermann, où l'Aar déroule capricieusement ses méandres argentés.

FIN.

Châteauroux. — Imp. LANGLOIS et Cie

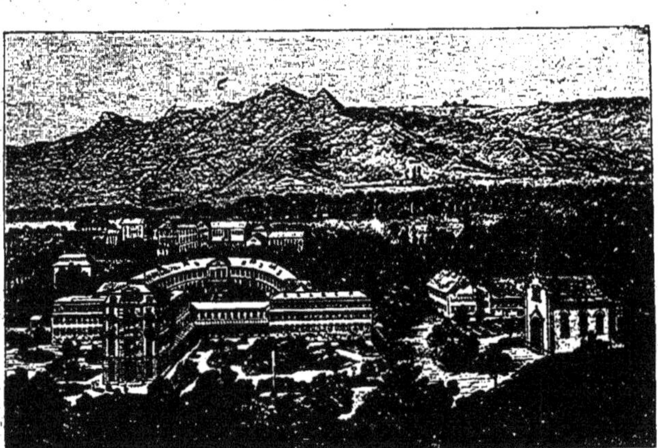

Vue de l'Établissement de SCHINZNACH-LES-BAINS, près Bâle, Argovie (Suisse)

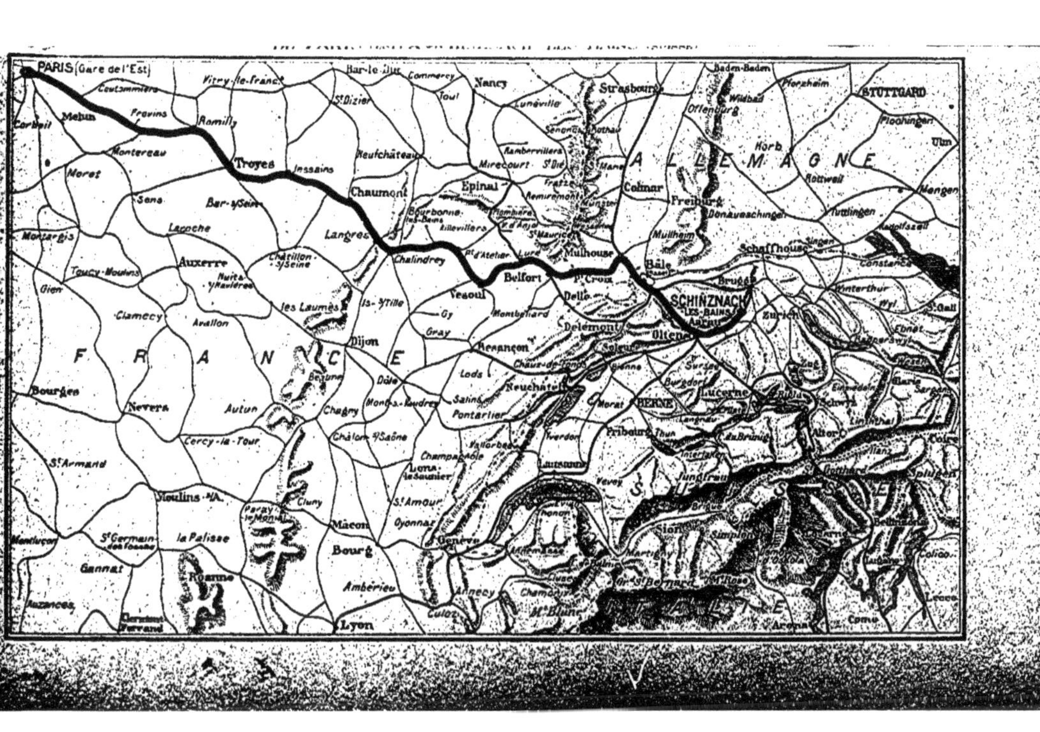

PARIS (Gare de l'Est)
Coulommiers
Corbeil
Melun
Provins
Romilly
Vitry-le-franct
Bar-le-Duc
Commercy
Nancy
Strasbourg
Baden-Baden
Pforzheim
STUTTGARD
St Dizier
Toul
Lunéville
Wildbad
Offenburg
Horb
Plochingen
Ulm
Montereau
Troyes
Jessains
Neufchâteau
Rambervillers
Mirecourt
St Dié
ALLEMAGNE
Moret
Sens
Bar-s/Seine
Chaumont
Epinal
Remiremont
Colmar
Rottwil
Mengen
Lagoche
Bourbonne-les-Bains
Montargis
Langres
Lillevillers
St Maurice
Freiburg
Donaueschingen
Tuttlingen
Adolfazell
Auxerre
Nuits-s/Armançon
Châtillon-s/Seine
Chalindrey
Pt d'Atelier
Lure
Mulhouse
Müllheim
Schaffhouse
Constance
Gien
Toucy-Moulins
les Laumes
Is-s/Tille
Vesoul
Bâle
Brugg
Winterthur
Clamecy
Avallon
Gray
Montbéliard
Delémont
SCHINZNACK-LES-BAINS
AARAU
Zürich
FRANCE
Dijon
Gy
Besançon
Delle
Olten
Bourges
Beaune
Dôle
Lods
Chaux-de-fonds
Soleure
Nevers
Autun
Chagny
Mont-s-Vaudrey
Salins
Neuchâtel
Morat
BERNE
Lucerne
Cercy-la-Tour
Châlon-s/Saône
Pontarlier
Vallorbe
Yverdon
Fribourg
Thun
St Armand
Champagnole
Lyons-le-saunier
Laussanne
Jungfrau
Moulins-s/A.
Cluny
St Amour
Vevey
Sion
Simplon
St Germain-des-fossés
la Palisse
Mâcon
Oyonnax
Genève
Montreux
Gannat
Bourg
Annecy
Chamonix
Gr St Bernard
Roanne
Amberieu
Culoz
Mt Blanc
Lyon
Como

www.ingramcontent.com/pod-product-compliance
Ingram Content Group UK Ltd.
Pitfield, Milton Keynes, MK11 3LW, UK
UKHW022324120726
13694UKWH00004B/1520